STATISTIQUE

DES CAS DE FIÈVRE TYPHOÏDE

OBSERVÉS PENDANT L'ÉPIDÉMIE DE 1888

A LA CLINIQUE DE M. LE PROFESSEUR SPILLMANN

Par le Dr P. HAUSHALTER

CHEF DE CLINIQUE MÉDICALE

Pendant l'épidémie de fièvre typhoïde qui a régné à Nancy durant l'été et l'automne de 1888, 50 cas ont été observés dans le service de M. le professeur Spillmann, du 1er juillet 1888 au 1er janvier 1889, c'est-à-dire pendant une période de 6 mois.

Sur ces 50 malades, 37 furent atteints entre le 1er juillet et le 15 septembre, c'est-à-dire dans une période de 2 mois et demi; 13, entre le 15 septembre et le 1er janvier, c'est-à-dire en 3 mois et demi : notons que le mois de juillet fut très pluvieux; peut-être les bacilles typhiques, contenus dans le sol, dans les fosses d'aisances ou les égouts mal étanches, furent-ils entraînés par les eaux dans les puits, les réservoirs, ou bien amenés à la surface du sol et emportés par l'air; quoi qu'il en soit, l'automne a été, comme d'habitude, à Nancy, la saison de prédilection de la fièvre typhoïde.

Certains quartiers de la ville ont plus spécialement payé leur contingent à la maladie; tels sont, la place du Marché et la rue de la Hache qui ont fourni chacune 5 malades, le faubourg des Trois-Maisons qui nous en a donné 3; la rue Saint-Thiébaut, la rue Saint-Nicolas, la rue Sainte-Anne, la rue de la Primatiale, chacune 2.

Suivant ses habitudes, la maladie a frappé surtout les jeunes gens : sur 44 malades, chez lesquels l'âge a été noté, 35 avaient entre 15 et 30 ans ; 6 avaient moins de 15 ans, et 3 entre 35 et 45 ans.

Comme toujours, ce sont les nouveaux venus à la ville, presque tous jeunes gens ou jeunes filles arrivant de la campagne, qui ont acquitté à l'épidémie le plus lourd tribut : un peu plus de la moitié des malades, 26 sur 50, habitaient Nancy depuis moins de 2 ans ; 10 étaient à Nancy depuis une époque variant entre 3 et 10 ans ; les autres habitaient Nancy depuis plus de 10 ans ; quelques-uns, très rares, y étaient nés.

L'épidémie, d'une façon générale, fut remarquable par la légèreté et la bénignité des symptômes ; quelques formes nerveuses, une forme cardiaque, une forme abdominale avec hémorrhagie et perforation intestinale, seules, firent quelque exception ; dans la plupart des cas, la diarrhée fut insignifiante, plusieurs malades même furent constipés pendant toute la maladie.

Dans la majorité des cas, la maladie eut une durée moyenne ; 15 fois, elle varia de 15 à 20 jours, 18 fois de 20 à 30 jours ; 6 fois elle se prolongea jusque 35 jours, une seule fois elle fut de 12 jours : les formes prolongées ne se sont du reste guère montrées plus graves que les formes courtes ; enfin dans 3 cas, la marche de la maladie fut caractérisée par une série de rechutes. Dans la plupart des rechutes, qu'avec M. le professeur Bernheim on peut considérer comme des évolutions successives de l'infection, pouvant présenter toutes les transitions jusqu'aux poussées subintrantes et continues, à une ascension graduelle de la température succédait une période d'état de durée variable, suivie d'une défervescence en lysis : le plus long intervalle d'apyrexie noté entre deux évolutions successives fut de 8 jours, le plus court de 2 jours. Dans un premier cas, après une maladie de 17 jours, nous vîmes se dérouler 3 rechutes, l'une de 12 jours, une autre de 9 jours, et enfin une de 4 : la durée totale de la maladie fut de 52 jours ; dans un second cas, après une maladie de 21 jours, se produisit une première rechute de 12 jours, et une deuxième de 8 ; enfin dans le troisième cas, après une maladie de 22 jours et 7 jours d'apyrexie, il se fit une nouvelle évolution de 17 jours. Dans aucun cas, les rechutes n'ont paru appelées par un écart de régime quelconque.

Le nombre des cas à rechutes observés par nous dans cette épidémie diffère quelque peu de la moyenne indiquée par certains auteurs, tels que Jaccoud qui porte à 9 p. 100 le chiffre des cas à rechute, Liebermeister qui les porte à 8, et Ziemssen qui les évalue à 13 ; cependant, ce chiffre pour Murchison ne serait que de 3 p. 100, et pour Griesinger de 6 p. 100 ; peut-être les rechutes sont-elles variables suivant les épidémies, ou suivant les localités.

Sur les 50 cas observés pendant l'épidémie, nous n'avons eu à enregistrer que 3 cas de mort : encore l'un d'eux fut-il le résultat d'un accident et non pas de l'évolution de la maladie : un malade arrivé au 29e jour de l'affection sauta par une fenêtre dans un accès de délire, se brisa la colonne vertébrale et mourut, quelques jours après, des suites de sa fracture. Une jeune fille succomba au 13e jour, au milieu des symptômes graves d'une forme cardiaque ; enfin un troisième malade mourut à la suite d'accidents péritonéaux amenés par une déchirure intestinale.

Si nous défalquons le cas de mort accidentel, nous voyons que le chiffre de la mortalité a été dans le service de 4 p. 100 ; ce chiffre est à peu près identique à celui qui a été signalé par M. le professeur Bernheim durant la même période ; mais il s'éloigne fort du chiffre moyen indiqué par la plupart des auteurs. En 1883 Jaccoud écrivait encore que la mortalité de la fièvre typhoïde est comprise entre un minimum de 18 p. 100 et un maximum de 25 p. 100 ; en 1886, Guttstadt annonçait à la Société de médecine de Berlin que, dans les dernières années, la mortalité de la fièvre typhoïde en Prusse était, pour tous les hôpitaux, de 14 p. 100 ; récemment, à la séance du 9 août 1889 de la Société médicale des hôpitaux, le Dr Merklen disait que la mortalité de la fièvre typhoïde dans les hôpitaux civils de Paris oscille entre les chiffres de 14 et 15 p. 100, et dans les hôpitaux militaires entre 12 et 14 p. 100.

Si nous quittons un instant les moyennes, nous voyons que le taux de la mortalité de la fièvre typhoïde est variable suivant les épidémies, les régions, et pour une même région, suivant les années.

Pour s'en convaincre il suffit de jeter un coup d'œil sur le tableau suivant qui indique la mortalité par fièvre typhoïde dans les hôpitaux de Nancy depuis 11 ans : les matériaux qui nous ont servi à établir cette statistique nous ont été fournis par les registres de la Direction de l'hôpital civil.

Mortalité par la fièvre typhoïde dans les hôpitaux de Nancy.

Ancien hôpital Saint-Charles.

En 1878.	13.09 p. 100
En 1879.	13.3 —
En 1880.	9.9 —
En 1881.	11.2 —
En 1882.	13.07 —
En 1883.	13.2 —

Hôpital civil.

En 1884.	11.4 —
En 1885.	15.0 —
En 1886.	12.2 —
En 1887.	11.0 —
En 1888.	4.0 —

D'après ces chiffres, la moyenne de la mortalité par la fièvre typhoïde dans les hôpitaux civils de Nancy depuis 10 ans est de 11.3 p. 100; elle est, par conséquent, inférieure à la moyenne de la mortalité par la même maladie dans les hôpitaux civils de Paris, ou dans les hôpitaux de Prusse, pris en bloc.

De plus, dans les années 1886, 1887 et 1888, réunies, la moyenne de la mortalité qui a été de 9.2 p. 100, est inférieure à la moyenne de la mortalité de 3 années quelconques consécutives, prises entre 1878 et 1886; il est donc naturel de conclure que la fièvre typhoïde tend à devenir moins meurtrière à Nancy; l'abaissement brusque de la mortalité en 1888 constitue même un fait remarquable et très exceptionnel; puisse-t-il dorénavant devenir la règle!

La question se complique lorsqu'il s'agit d'interpréter les faits et d'expliquer cette atténuation du degré de la mortalité.

Certes, les méthodes de traitement actuelles, toutes en général fort rationnelles, la diététique à laquelle sont soumis les malades, les soins hygiéniques dont on les entoure, contribuent pour une certaine part à diminuer la gravité de l'affection; mais il faut bien avouer que tous ces modes de traitement, même ceux qui ont la prétention d'être spécifiques, sont essentiellement symptomatiques: ils placent le malade dans les meilleures conditions possibles pour faire les frais de la maladie, ils parent à quelques accidents, mais ils ne peuvent rien sur la maladie elle-même, pour la bonne raison que, si on connaît l'agent virulent, on connaît encore fort mal les conditions capables d'empêcher sa multiplication ou son action dans l'organisme humain, une fois qu'il a déterminé l'infection soit par sa présence dans les tissus, soit par les produits toxiques dont il amène la formation.

Nous n'oserions vraiment pas prétendre que la faible mortalité observée dans le service de M. le professeur Spillmann est due exclusivement à l'application d'un traitement symptomatique, fort bien compris du reste, par exemple, aux lavages répétés de la bouche, aux lotions générales, aux fomentations, à l'usage du matelas à eau, à la diète lactée, aux antiseptiques intestinaux, salicylate de bismuth ou napthol, aux stimulants alcooliques, aux injections d'éther, à la caféine, à la digitale, aux antithermiques, etc...., alors qu'avec des traitements symptomatiques analogues, certaines statistiques des hôpitaux de Paris ou d'Allemagne et certaines statistiques relativement récentes des hôpitaux de Nancy, accusent une mortalité bien supérieure.

Il semble bien certain, pour ne parler que de Nancy, que la diminution relative de la mortalité par la fièvre typhoïde tient en grande partie à une atténuation de la gravité de la maladie, atténuation que viennent confirmer le grand nombre de formes légères, de typhus abortifs, la bénignité des formes prolongées, la rareté relative des formes graves ataxo-adynamiques.

Cette atténuation elle-même des symptômes de la maladie ou de sa durée ne peut guère résulter que d'une diminution dans l'intensité de l'affection : pour la fièvre typhoïde, comme pour la plupart des maladies infectieuses, l'intensité de l'infection dépend nécessairement, d'une part, du degré de résistance de l'organisme vis-à-vis l'agent virulent, d'autre part, du degré de virulence du germe infectieux.

Peut-être la majorité des habitants de Nancy est-elle en voie d'acquérir actuellement vis-à-vis la fièvre typhoïde une immunité relative : après la dernière guerre, la ville s'est accrue subitement d'une population neuve d'émigrants, arrivant pour une certaine part de la campagne ou de petites villes exemptes de la maladie, constituant par le fait un terrain vierge, terrain d'élection pour le développement de la fièvre typhoïde; les personnes en état de réceptivité ont payé leur tribut soit par une infection minime, un typhus abortif, une fièvre muqueuse, un embarras gastrique fébrile, soit par une infection grave; de toute façon, elles ont subi une sorte de vaccination à différents degrés, et ont acquis une immunité *relative,* de laquelle, suivant la règle, ont bien pu bénéficier les enfants nés dans ce milieu : il est du reste un fait d'observation que les enfants issus de familles habitant depuis plusieurs générations les grandes villes sont en partie réfractaires à la fièvre typhoïde.

Par le fait de cette immunité relative acquise par la grande partie de la population, qui, actuellement, est à peu près fixe, l'infection typhique a pu, dans la moyenne des cas, diminuer en intensité et par suite en gravité.

Mais un autre facteur, au moins aussi important, intervient probablement encore pour donner à la maladie une gravité moindre ; nous voulons parler de l'atténuation de virulence du bacille typhique : elle est démontrée par ce fait que les nouveaux venus à Nancy, qui, eux, ne jouissent d'aucune immunité relative, semblent moins profondément atteints que les individus qui autrefois se trouvaient dans des conditions analogues.

Que les épidémies de fièvre typhoïde soient moins fréquentes, que dans chaque épidémie le chiffre des cas soit moins élevé, ceci pourrait s'expliquer par un aménagement meilleur des égouts, une canalisation et une distribution plus parfaite des eaux potables, une aération et un ensoleillement plus complet des habitations, un encombrement moindre de la population, etc...., etc..., toutes conditions qui empêchent le microbe d'infecter le sol, les eaux, l'air, ou d'y pulluler. (Cependant on doit dire que ce n'est que depuis fort peu d'années que le chiffre des entrées par fièvre typhoïde à l'hôpital diminue; il a été de 140 en 1888, de 98 en 1887, tandis qu'il était de 213 en 1886, de 257 en 1885, de 157 en 1884). Mais ces conditions, qui peuvent influer sur la quantité de fièvres typhoïdes, peuvent-elles avoir une action quelconque sur la virulence du microbe et, par le fait, sur l'intensité de l'infection ? Le microbe, par suite de l'assainissement de la ville et des habitations ne trouve-t-il plus, comme autrefois, des milieux dans lesquels, tout en se multipliant avec exubérance, il exaltait sa virulence? On pourrait, à l'appui de cette hypothèse, avancer ce fait, qu'il est, dans certains quartiers, des maisons qui, à chaque épidémie, possèdent le triste privilège non seulement de donner la fièvre typhoïde à leurs habitants non encore indemnes, mais de leur donner des fièvres graves, comme si elles recélaient des germes typhiques d'une virulence supérieure.

Ou bien, l'atténuation du germe typhique est-elle le résultat de son passage par des organismes rendus plus ou moins réfractaires, par des vaccinations à tous degrés? Et à chaque pullulation nouvelle, capable d'engendrer une épidémie, le microbe se réveille-t-il avec un pouvoir pathogène toujours moindre? Le problème nous semble difficile à résoudre : si nous connaissons assez bien actuellement les conditions qui dans un milieu artificiel de culture influent sur la vitalité des microbes pathogènes pour en atténuer les propriétés virulentes, nous savons bien moins exactement quelles circonstances sont capables, en dehors de l'organisme humain et surtout en dehors des tubes à culture, de modifier leur virulence.

Quoi qu'il en soit, c'est par l'immunité croissante de l'organisme, et par l'atténuation progressive du virus typhique, que la fièvre typhoïde a les chances les plus sérieuses de diminuer en quantité et surtout en gravité dans les cités populeuses où elle a longtemps sévi.

Nancy, imprimerie Berger-Levrault et Cie.

www.ingramcontent.com/pod-product-compliance
Lightning Source LLC
LaVergne TN
LVHW050520160826
845677LV00004B/1239

* 9 7 8 2 3 2 9 6 1 8 8 4 5 *